EXPOSITION

D'UN

MOYEN NATUREL ET TRÈS FACILE

DE VAINCRE,

SANS LAVEMENTS ET SANS MÉDECINES,

LA CONSTIPATION

ET SES SUITES FUNESTES,

TELS QUE

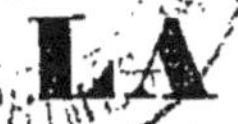

LA GASTRITE CHRONIQUE, LES DIGESTIONS PÉNIBLES, LE MAL DU RECTUM, LES AFFECTIONS NERVEUSES, LES AFFECTIONS SANGUINES, LES GASTRALGIES, LA FAIBLESSE OU LE DÉLABREMENT DE L'ESTOMAC, LE MAL DE TÊTE FRÉQUENT, LES PALPITATIONS DE COEUR, LA CONSOMPTION OU PHTHISIE PULMONAIRE A LA PREMIÈRE PÉRIODE;

Accompagné d'un Appendice dans lequel il est clairement démontré que ces principales maladies tirent leur origine du dérangement des fonctions digestives.

QUATRIÈME ÉDITION.
REVUE ET AUGMENTÉE.

Prix : 30 centimes.

Dans beaucoup de maladies, le meilleur remède est souvent de n'en prescrire aucun.
TISSOT.

PARIS

CHEZ J. RODIER, RUE D'ARGENTEUIL, 33,

ET CHEZ TOUS LES LIBRAIRES DE FRANCE ET A L'ÉTRANGER.

1851.

EXPOSITION

D'UN

MOYEN NATUREL ET TRÈS FACILE

DE VAINCRE,

SANS LAVEMENTS ET SANS MÉDECINES,

LA CONSTIPATION

ET SES SUITES FUNESTES,

TELS QUE

LA GASTRITE CHRONIQUE, LES DIGESTIONS PÉNIBLES, LE MAL DU RECTUM, LES AFFECTIONS NERVEUSES, LES AFFECTIONS SANGUINES, LES GASTRALGIES, LA FAIBLESSE OU LE DÉLABREMENT DE L'ETOMAC, LE MAL DE TÊTE FRÉQUENT, LES PALPITATIONS DE COEUR, LA CONSOMPTION OU PHTHISIE PULMONAIRE A LA PREMIÈRE PÉRIODE;

Accompagné d'un Appendice dans lequel il est clairement démontré que ces principales maladies tirent leur origine du dérangement des fonctions digestives.

QUATRIÈME ÉDITION.
REVUE ET AUGMENTÉE.

Prix : 30 centimes.

> Dans beaucoup de maladies, le meilleur remede est souvent de n'en prescrire aucun.
> TISSOT.

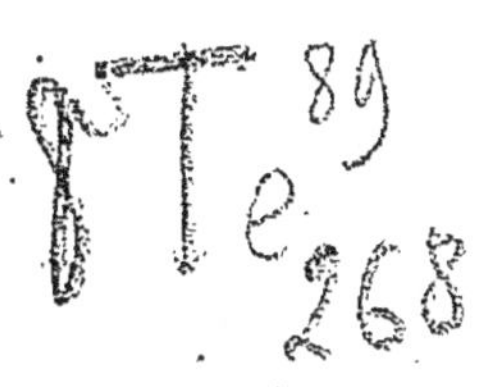

PARIS

CHEZ J. RODIER, RUE D'ARGENTEUIL, 33,

ET CHEZ TOUS LES LIBRAIRES DE FRANCE ET A L'ÉTRANGER.

1851

TYPOGRAPHIE DE APPERT FILS ET VAVASSEUR
PASSAGE DU CAIRE, 54.

EXPOSÉ

DU

MOYEN NATUREL.

Le Moyen naturel curatif, préservatif et fortifiant s'écarte, à tous égards, de ces systèmes douteux et incertains qui cherchent à se répandre avant d'avoir été confirmés par un nombre suffisant d'observations. Le Moyen naturel n'en est pas à son début. Il a d'abord été soumis à des essais rigoureux, puis il s'est propagé par sa propre puissance ; et maintenant qu'il est sanctionné par un très grand nombre de guérisons, tant en France qu'à l'étranger, il vient prendre le rang que lui méritent et lui assurent les services qu'il a déjà rendus.

Nous ne chercherons pas à faire prévaloir ce système par la théorie ni par le raisonnement, mais bien par l'observation et l'expérience, ces deux flambeaux des connaissances positives. Cependant, avant de mettre sous les yeux du lecteur les nombreuses preuves de l'efficacité de ce moyen, nous indiquerons les principes sur lesquels il repose. Le Moyen naturel diffère des autres systèmes et par ses principes et par ses moyens. Que l'on n'aille pas croire, d'après ces premiers mots, que c'est un bouleversement des idées reçues jusqu'à ce jour ; non, c'est tout simplement une coordination de tous les travaux physiologiques, pathologiques et chimiques qui, dans ces derniers temps, ont si considérablement avancé la connaissance des phénomènes de la vie. Ces documents scientifiques, aussi nombreux que profonds, en déterminant nettement les diverses fonctions organiques, ont tous fait ressortir l'importance de la nutrition pour le maintien de la santé. La fonction digestive est le pivot de la vie : chacun le sent, la science le confirme ; aussi, parmi les causes déterminantes des maladies, les pathologistes placent-ils en première ligne le trouble des digestions. Si l'on considère, en effet, l'influence de la digestion sur les autres fonctions, on ne tarde pas à reconnaître que son dérangement ne manque pas d'amener les altérations du sang et des sécrétions, et, de là, le trouble dans les organes les plus essentiels à la vie. En réfléchissant à toutes les affections dont les mauvaises digestions sont la cause, on ne pourra que s'étonner qu'on ne lui ait point porté plus d'attention dans les premiers moments, et l'on conviendra que la fonction digestive mérite à juste titre le traitement naturel. Ce Moyen est en harmonie avec son principe : des aliments doués de la propriété de régulariser les fonctions digestives et de fortifier l'organisme, voilà toutes les armes qu'il emploie.

Le Moyen naturel est exempt d'obstacles dans son application, et l'on ne pourra lui reprocher le moindre inconvénient.

Nous ne considérons, nous, le Moyen naturel ni comme cette panacée tant recherchée par les alchimistes, ni comme un spécifique contre toutes les maladies; mais nous soutenons, et cela est confirmé par des preuves irrécusables, que ce système est générique quant aux maladies des voies digestives et de celles qui en dérivent.

Cependant, il ne faut pas croire que ce Moyen puisse, en très peu de temps ou dans quelques jours, vaincre une maladie de plusieurs années. Les eaux sulfureuses naturelles agissent merveilleusement dans les maladies de la peau, les rhumatismes et autres douleurs; les eaux de Vichy ne sont pas moins efficaces pour les maladies de la vessie; mais les effets de ces eaux ne commencent à se manifester qu'après dix ou quinze jours. Le Moyen naturel aussi opère petit à petit, mais il opère sûrement.

Ce mode d'action, si différent de celui des médicaments proprement dits, nous engage à prévenir les lecteurs que la plénitude du succès de ce Moyen repose et sur l'observation fidèle de ce qu'il prescrit, et sur la persévérance; par conséquent, ceux qui voudraient exiger que l'effet fût évident dès le premier jour, et ceux qui ne voudraient pas suivre les prescriptions indiquées, doivent se dispenser de suivre le traitement; il n'y a de succès assuré que pour ceux qui suivront tous les préceptes, et ils sont trop simples et trop faciles pour que l'on hésite à s'y soumettre.

CHAPITRE PREMIER.

Faits reconnus par la Médecine.

La Médecine nous assure :

1° Que l'état de constipation influe d'une manière bien fâcheuse sur la digestion ;

2° Que la moindre perturbation dans les fonctions digestives amène le trouble et le désordre dans toutes les autres ;

3° Que, après avoir corrigé le dérangement des fonctions des intestins, la faiblesse et les autres maladies se guérissent en général parfaitement en peu de temps, et même dans les cas où auparavant elles avaient résisté à tous les moyens de guérison qui avaient semblé plus directs ;

4° Que les lavements méritent le reproche d'entretenir le mal auquel on veut remédier par leur emploi ; que la constipation devient d'autant plus difficile à vaincre qu'on en aura usé davantage ;

5° Que les lavements ont pour effet ultérieur de produire une constipation si désastreuse, que désormais le malade s'en sert inutilement pour se procurer une seule évacuation ;

6° Que les médecines, soit laxatives, soient purgatives, dérangent le système nerveux et diminuent l'énergie vitale ; qu'une constipation plus obstinée suit toujours l'opération de ces médecines ; que toutes ces médecines perdent leurs effets par l'habitude d'en prendre.

> Docteurs HENRI, AUTEUR, BARRAS, BARBET, GÉRARD, MORAND, TASSY, BESUCHET, etc., etc.

CHAPITRE II.

Objections invincibles contre l'emploi des lavements dans le cas de constipation.

On sait que dans le cas où, par suite d'une constipation habituelle ou d'un grand échauffement, les intestins ne remplissant plus leurs fonctions naturelles, le moyen généralement employé pour les y contraindre est les lavements. On a toujours trouvé que les lavements ont une grande objection : c'est que leur emploi mène rapidement à la nécessité éternelle de les continuer, quand même on ne ferait usage que d'eau. Le désagrément de faire usage constamment de lavements serait plus supportable si la santé ne souffrait pas de leur emploi; mais il n'en est pas ainsi. Quelque temps après avoir commencé l emploi des lavements, les intestins perdent leurs facultés de s'évacuer si on ne les continue pas, car les lavements débilitent le rectum toujours de plus en plus, jusqu'à ce qu'il ne puisse plus opérer ces expulsions périodiques naturellement. Cet effet, tout grave qu'il est, n'est pas encore le plus grave. La faculté d'évacuer étant perdue, revient, et sans lavements, par le moyen indiqué plus loin.

A l'appui de ce que nous venons de dire, nous renvoyons le lecteur à l'excellent Traité du docteur Barras sur les gastralgies (1), où on lit ce qui suit : « Il ne faut pas répéter trop souvent l'emploi des lavements, comme on le fait aujourd'hui, parce que leur fréquence produit des accidents qui ne sont nullement compensés par l'avantage des évacuations qu'ils déterminent En effet, ces évacuations ne soulagent que momentanément, tandis que les coliques flatulentes, les gonflements abdominaux, la tympanite même, occasionnés par l'abus des lavements, durent plusieurs jours; ces inconvénients résultent toujours des lavements les plus usités, comme ceux à l'eau tiède, à la graine de lin, etc. ; et ce n'est pas le seul reproche qu'on puisse leur faire : ils méritent encore celui de n'être que des moyens palliatifs, et d'entretenir même le mal auquel on veut remédier par leur emploi, car il est de fait que les lavements émollients perpétuent la constipation, et qu'elle devient d'autant plus difficile à vaincre qu'on en use davantage, et que; plus on en prend, plus on est obligé d'en prendre. Ce que nous disons ici, je l'ai observé par une multitude de faits et principalement par moi-même. Si le foie ne sécrète pas une bile saine et assez abondante, la bile versée dans les intestins manque en quantité et en force. Dans ce cas, les intestins cessent presqu'entièrement de s'évacuer, une bile saine et abondante n'étant plus sécrétée par le foie, les autres fonctions importantes des intestins

---

(1) *Maladies de l'estomac et des intestins,* vol. I, page 550, 3ᵉ édit.

deviennent aussi fortement dérangées. Or, par l'emploi habituel des lavements, la sécrétion biliaire par le foie s'altère et diminue notablement.

« Pareillement, si l'estomac n'opère pas la sécrétion d'un suc gastrique sain et assez abondant, il ne peut pas se faire une digestion des aliments convenable pour garantir la santé et les forces. Et comme surcroît de mal, les restes des aliments qui ne sont que partiellement digérés s'altèrent, se corrompent et deviennent des matières impures, délétérées dans les intestins, d'où elles sont en partie absorbées et portées dans la masse générale du sang par les milliers de vaisseaux chylifères qui s'y trouvent. Le sang devient ainsi vicié, et la constitution maladive. La partie qui reste encore de ces matières impures, et qui doit passer par le reste des intestins, ne manque pas de causer une irritation tout le long de ce vaste canal, ce qui produit directement de funestes effets sur le système nerveux, et, par son intermédiaire, des effets analogues sur le système général.

« Or, tous ces maux, si graves et si nombreux qu'ils paraissent, sont amenés par l'usage des lavements, car leur emploi altère le suc gastrique et en diminue considérablement la quantité. L'altération et la diminution de la bile, dont nous avons parlé plus haut, augmentent encore l'altération et la diminution du suc gastrique, et contribuent aussi fortement à la formation de ces matières impures et corrompues, dont nous avons déjà parlé, dans les intestins, et à tous les maux qui en tirent leur source.

« A proprement parler, la sécrétion saine et abondante de la bile et celle du suc gastrique, dépendent réciproquement l'une de l'autre : aussitôt donc que l'une ou l'autre commence à s'altérer, l'autre s'altère et diminue aussi, et les maux de chacune, quand elle est détériorée, sont augmentés par les qualités malfaisantes de l'autre. On ne doit donc pas s'étonner que, dans de telles circonstances, une digestion malsaine s'opère, qu'un chyle impur s'éladore, qu'un sang impur et corrompu se forme, que des humeurs mauvaises se produisent par tout le corps, et qu'une constitution maladive s'engendre ; c'est ainsi que le corps éprouve une diminution sensible de ses forces ; qu'il n'est plus, par conséquent, en état de devenir grand et fort dans l'adolescence ; de remplacer, à la même période, ses proportions défectueuses par une symétrie gracieuse ; de résister efficacement aux maladies subites, ou de se débarrasser des maladies ou affections maladives qui ont pu déjà s'emparer de quelques-unes de ses parties »

De ce bref aperçu des conséquences fâcheuses qui proviennent de l'usage fréquent des lavements, on voit que leur emploi ouvre un chemin bien large aux maladies des voies digestives. Il mine, en effet, les meilleures et les plus robustes constitutions, par la raison que, lorsque l'on emploie les lavements, les sécrétions par le foie, les reins, la peau, les poumons, et, par dessus tout, le canal intestinal, ne peuvent plus se faire d'une manière saine, se débarrasser de ces impuretés ; les suites de cet état doivent être la faiblesse du corps et la maigreur, des affections nerveuses dans les membres, ou générales, des affections paralytiques ; enfin, la vie, au lieu de s'étendre jusqu'au terme naturel, doit évidemment se raccourcir.

CHAPITRE III.

Objections invincibles contre l'emploi des médecines, soit purgatives, soit laxatives, dans le cas de constipation.

Sur l'emploi des médecines, soit laxatives, soit purgatives, dans le cas de constipation, nous nous contenterons de rapporter ici quelques observations que fait, dans ses dialogues, le docteur Henri :

Toutes les médecines, et surtout les médecines purgatives, perdent leur effet par l'habitude d'en prendre.

Un dérangement dans les fonctions des intestins, telle que la constipation, ne saurait être guéri par des médecines purgatives ou laxatives.

Le soulagement momentané que l'on se procure, au moyen de médecines laxatives ou purgatives, est acheté au prix de l'aggravation ou de la perpétration de la maladie.

Les médecines laxatives ou purgatives dérangent le système nerveux et diminuent l'énergie vitale.

Toute médecine, qu'elle soit appelée laxative ou purgative, quand elle opère avec assez de force pour conduire à la garde-robe, et quand elle est employée habituellement dans ce but, est juste. Les animaux ont un instinct qui leur sert de raison, et ce qui le prouve, entre autres choses, c'est que l'homme ne reconnaît les plantes vénéneuses que quand on lui a appris à les distinguer ; tandis que les animaux broutent les herbes qui sont autour et ne touchent pas aux plantes malfaisantes.

Puisque l'homme n'a pas pour guide l'instinct des animaux, et qu'il possède de plus la raison et l'intelligence, il est de son devoir de faire intervenir ces deux facultés dans l'exécution de tous les actes de sa vie. Quand on jouit d'une bonne santé, quand les digestions suivent une marche normale, quand les aliments sont bien élaborés dans l'estomac et qu'ils traversent le tube intestinal pour être épuisés de leurs matières assimiliables, le résidu excrémentitiel ne séjourne pas trop longtemps dans le gros intestin : il est homogène, bien moulu, d'une consistance molle, n'exige pas de grands efforts pour son évacuation, n'irrite ni le rectum ni l'anus, et ne provoque pas d'hémorrhoïdes. De plus, comme le dit le docteur Besuchet, les selles, dans l'état de santé et de bonne digestion, doivent avoir fort peu d'odeur. Si les selles présentent des caractères différents de ceux que nous venons d'indiquer, il doit exister une altération quelconque des organes digestifs ; mais malheureusement on éprouve des changements assez considérables et continués sans y faire attention, surtout quand ils ne provoquent pas de douleurs ; on les néglige, la maladie s'aggrave peu à peu et finit par constituer une de ces maladies chroniques qu'il est si difficile de guérir et qu'il eut été si facile de prévenir.

CHAPITRE VI.

Autres maladies des voies digestives.

La guérison des *diarrhées* simples s'obtient ordinairement assez facilement, mais les traitements qu'on oppose aux diarrhées chroniques ne sont pas aussi heureux : ils échouent souvent. Ils consistent en général dans l'administration de médicaments astringents, calmants, ou toniques. Après avoir essayé infructueusement la longue liste des substances douées de ces propriétés, les médecins sont conduits souvent à renoncer aux ressources de la pharmacie. « Des aliments proportionnés aux facultés digestives, » dit le docteur Bichter, « fortifient bien mieux que tous les toniques, qui ne laissent point dans le corps des matériaux dont il puisse profiter. » La difficulté était de trouver des aliments de très-facile digestion et pourtant substantiels : de plus, ces aliments devaient être d'une nature telle, qu'en passant dans le canal ils n'entretinssent pas l'irritation des intestins. Ces difficultés sont aplanies : on trouvera, en poursuivant la lecture du livre, l'indication d'une préparation culinaire qui remplit exactement ces conditions.

La *dyspepsie*, la *gastrite* et la *gastralgie*, l'*entérite* et l'*entéralgie* ont toujours fait le tourment des médecins. « Rien n'est plus décourageant, » dit le docteur Bompard, « que de lire ce qui a été écrit sur leur traitement. » (*Traité des Maladies des Voies Digestives.*) — Quelques médecins attribuent ces maladies à un état nerveux, d'autres à un état inflammatoire; ceux-ci prescrivent la diète et les antiphlogistiques, ceux-là les antispasmodiques et les toniques; mais ces genres de traitement diamétralement opposés échouent également. La Méthode Alimentaire vient lever toutes les difficultés : la nourriture indiquée pour ces cas divers est adoucissante et capable de calmer assez promptement ces affections.

Nous ne nous étendons pas davantage sur la supériorité de la Méthode Alimentaire : les faits sont là, et ils sont nombreux et concluants, pour démontrer d'une manière irrécusable qu'elle a guéri un grand nombre de maladies qui ont résisté à tous les autres genres de traitement; bien que souvent ces maladies semblent n'avoir entre elles aucun rapport, aucune analogie.

Nous allons indiquer et expliquer les principales propriétés des bouillies et potages que nous recommandons comme nourriture essentielle, accessoire, ou complémentaire, suivant les cas et la constitution des malades.

CHAPITRE VII.

Résumé du Traité sur la Constipation et ses suites funestes.

La science médicale possédait déjà quelques moyens pour guérir la constipation invétérée, par des agents tant thérapeutiques qu'hygiéniques : ceux-ci trop fatalement en oubli, ceux-là momentanés dans leurs effets, condamnaient les personnes atteintes de cette terrible affection, source inépuisable de maladies diverses, à passer le reste de leurs jours dans une espèce d'agonie lente, dans la plus profonde inquiétude et tristesse. Les purgatifs, si salutaires en tant d'occasions, les lavements, sont deux agents qui nuiront toujours dans le cas de constipation invétérée ; ils ne pourront que l'aggraver.

Notre esprit, occupé assez longtemps de cette question capitale, nous conduit à la recherche de quelque moyen sûr pour prévenir la constipation, pour la détruire une fois arrivée, pour empêcher qu'elle se répète. Nous ne pardonnâmes pas aux veilles, à une étude obstinée, à des expériences sans nombre. Nous arrivons enfin à trouver une substance qui, exempte de toute espèce de drogue pharmaceutique, parfaitement assimilable, d'une digestion la plus innocente, et d'un prix très modéré, guérit radicalement la constipation la plus obstinée, qui naguère avait résisté aux moyens médicaux les plus variés. Nous voulons parler de l'Evertlenta, substance alimentaire, dont les bienfaits se font sentir aujourd'hui dans toutes les parties du globe. Quels effets prodigieux ne produit-elle pas partout où son usage se répand !

En effet, si l'on considère que, sans animalisation, point de santé ; que, sans l'assimilation des substances à nos propres organes, point de réparation, point d'actes physiologiques ; que la constipation rend impossibles et l'assimilation et l'animalisation, on ne tarde pas à concevoir que cet état fatal du tube digestif doit entraîner nécessairement une foule de maladies diverses, selon les organes et selon les fonctions qu'ils sont appelés à accomplir. Le cœur, les vaisseaux sanguins, les lymphathiques, les chylifères, les poumons, le cerveau, la moëlle épinière, les nerfs du mouvement et du sentiment, les organes des sens, vision, ouïe, odorat, gustation et toucher, les exhalants cutanés, les glandes sécrétoires, les tisseux fibreux, adipeux, cellulaire, tendineux, etc., etc., — comment pourront-ils réparer leurs pertes, accomplir leurs fonctions et ne pas devenir maladifs dans l'état de constipation ? Mille médicaments divers sont alors appliqués, mais sans succès, ou produisant des effets contraires. Pourquoi donc alors ne pas attaquer la cause, la constipation ? Tout rentrerait dans l'ordre par cette manière d'agir, toute rationnelle et qui saute aux yeux. Mais, dira-t-on, les purgatifs laxatifs, cathartiques, drastiques, ont été employés, et leur action n'a produit qu'un résultat rapide comme l'éclair; le mal au lieu de guérir s'est empiré. Cela ne pouvait être autrement. Notre Evertlenta produira d'autres effets bien distincts; elle guérira ce que les purgatifs, les lavements n'ont pu guérir, ce qu'ils ont aggravé. Jetons un coup d'œil rapide sur ce sujet.

La constipation provient d'une irritation permanente de la muqueuse intestinale, qui, en se propageant à la musculeuse, contracte constamment celle-ci, empêche la sécrétion de celle-là; et la stagnation des matières stercorales devient inévitable. Alors les purgatifs, les lavements sont invoqués, ils désemplissent les intestins; mais quels effets laissent-ils à leur suite? Les voici : ils augmentent l'irritation intestinale, et la constipation devient plus opiniâtre : les pauvres malades sont forcés de recourir à ces moyens violents, et finissent, après un long usage, par paralyser l'action des intestins; ils sont sujets à faire des efforts insupportables et souvent inutiles pour expulser les matières fécales, troublant ainsi le système nerveux, causant des congestions du sang au cerveau, donnant lieu aux hernies, aux hémorrhoïdes presque inévitables. L'abus des purgatifs affaiblit, détruit même la faculté digestive, fait disparaître l'appétit, jette les organes dans une espèce de marasme; il fonctionne mal, le sommeil manque, la douleur se fait sentir partout, des maladies sans nombre se déclarent, et les misérables malades, tombant dans une mélancolie affreuse, descendent au tombeau victimes des remèdes opposés à la guérison de leur constipation, source inépuisable de tant d'affections.

Examinons-en sommairement quelques-unes, et voyons les bienfaits produits par l'Evertlenta.

La gastrite, la gastralgie, l'entérite, l'entéralgie, toutes les maladies du tube digestif ont une tendance opiniâtre à la chronicité, quand, dès leur début, elles ont été négligées ou mal traitées : les aliments dont on fait usage augmentant de jour en jour l'irritation de cet organe, ne tardent pas à amener les suites fatales dont nous avons déjà fait mention. Si, au lieu de se servir d'une nourriture irritante, productrice de ces affections, on faisait usage de notre Evertlenta, la guérison ne tarderait pas à se produire; car, à la fois nourrissante et complètement assimilable, elle ne laisse aucun résidu qui puisse irriter la muqueuse d'aucune partie du tube digestif : aussi les évacuations des matières fécales se font régulièrement avec toute liberté, et tout rentre dans l'ordre. Les troubles généraux, les affections nouvelles qu'elles avaient créées disparaissent progressivement à leur suite.

Les maladies du foie, de cet organe si important, d'une exploration aussi difficile dans ses actes physiologico-pathologiques qu'elle est facile dans ses proportions anatomiques, ont embarrassé maintes fois les praticiens les plus habiles. Néanmoins, l'usage de l'Evertlenta a rendu leur guérison aussi facile que celle d'autres organes,. et l'on s'en rend parfaitement compte, quand on sait que cet organe est destiné à l'accomplissement de la digestion en commun avec l'estomac et les intestins, et que, ceux-ci rétablis par l'Evertlenta, le foie revient à son état normal, comme conséquence nécessaire.

On sait combien sont communes les affections du cœur et de tout l'arbre circulatoire du sang, et l'on comprend sans peine la part que le mauvais état du sang doit prendre à la production de ces maladies. Sans une digestion parfaite, point d'hémathose normale; sans un sang pur, point de régularité dans le mouvement circulatoire, point de réparation des organes, désordre partout. Détruisez la constipation les digestions deviendront faciles. l'assimilation de matières nutritives se fera sans peine, le sang sera réparé, son centre de circulation reprendra son mouvement ordinaire, et tous nos tissus répareront leurs pertes. Existe-t-il quelque lésion anatomico-pathologique incurable? insistez alors davantage pour éviter ou détruire la constipation : ceci est d'une importance extrême. Et si, comme nous l'avons déjà établi, l'Evertlenta est douée des propriétés qui peuvent amener ce bon résultat, on verra bien de quelle utilité est dans ce cas l'usage de cette substance précieuse.

Les poumons, organes de la respiration, sont sujets à des maladies diverses, dont quelques-unes se perpétuent autant que la vie elle-même : — comment échapperont-ils aux lésions, si le sang qu'ils sont chargés de purifier (en brûlant par l'oxygène de l'air le charbon qu'il rejette), et duquel ils doivent se nourrir, ne contient pas les proportions normales, ou charrie dans son cours des principes hétérogènes qui sont déposés çà et là, formant autant de corps étrangers, véritables parasites, qui, plus tard, doivent constituer une destruction des tissus? La phthisie pulmonaire, la bronchite chronique, la pneumo thorax, l'hydro-thorax, etc., etc., sont des maladies qui tuent une grande partie de notre espèce, après l'avoir fait passer par tous les degrés de la consomption la plus pénible Nous n avons pas la prétention de les guérir, mais nous osons affirmer que, par l'usage de notre Evertlenta, beaucoup de ces misérables qui souffrent trouveraient une vie moins languissante et d'une plus longue durée. Dans toutes ces maladies on souffre, ou d'une constipation opiniâtre, ou d'une diarrhée sans terme. Quoi de plus naturel que de mettre en ordre le tube digestif, de combattre cette complication qui empire encore la maladie elle-même? L'emploi de l'Evertlenta peut-il jamais être mieux indiqué que dans ce cas? Nons en avons bien l'expérience.

La céphalalgie, les différentes névroses, migraines, etc., l'hypocondrie. l'épilepsie, la catalepsie, l'hystérie et une foule d'affections diverses du système encéphalo-rachidien sont des maladies presque toujours liées à un mauvais état des voies digestives, et souvent on les voit disparaître quand celles-ci commencent à fonctionner normalement. Sans avoir besoin d'entrer dans de longues explications, et tenant présent tout ce que nous avons déjà répété, nous conseillerons dans tous ces cas l'usage de notre Evertlenta, qui, en attaquant la cause, détruirait ses effets, et ceux qui en feraient usage ne sauraient que nous remercier, se voyant ainsi libres d'affections pareilles, contre lesquelles avaient échoué un grand nombre de remèdes.

Les hémorrhoïdes sont un produit tout mécanique de la constipation. Par les efforts que les personnes constipées sont forcées de faire, les vaisseaux de l'anus sont comprimés, les veines gorgées de sang se dilatent, celui-ci devient stagnant, se coagule, et une vraie varice se produit, obstacle nouveau, et augmentant sans cesse la difficulté de la défécation. Encore une fois, détruire la cause, et son effet ne se produira plus. Rendre la digestion facile, entretenir la liberté du ventre et les hémorrhoïdes ne tourmenteront plus. L'emploi de l'Evertlenta ne peut que produire cet effet si salutaire : tous autres moyens, purgatifs, lavements, onguents narcotiques, n'y feront rien pour la guérison, et le mal ne pourra qu'empirer.

Pour la chute du rectum, sa contraction permanente et spasmodique, nous ne ferions que répéter les mêmes causes, les mêmes moyens que ceux qui précèdent.

Les éruptions cutanées, si multiples, proviennent très-fréquemment de la constipation et des digestions laborieuses. L'usage de l'Everlenta en faisant disparaître ces deux causes, guérit plusieurs de ces affections, et nous l'avons constaté dans un certain nombre de cas.

Si nous voulions parler de toutes les maladies dont l'origine n'est autre que la constipation, la mauvaise digestion, l'état pathologique du tube digestif, nous ne finirions pas, car quel est l'organe qui ne soit soumis à ces influences? Et, par conséquent, quel est l'organe qui ne reviendrait pas à son état normal par l'usage de l'Everlenta? Combien de bienfaits ne retirerait-on pas de son emploi presque dans toutes les maladies à leur état de chronicité, et dans leur état aigu lorsque l'alimentation doit faire suite à la diète? Pourra-t-on trouver une nourriture plus saine, de digestion plus facile, de réparation plus progressive, plus innocente? Ne devrait-on pas s'attendre à guérir un très-grand nombre d'affections les plus diverses par ce seul traitement? Plaise à Dieu qu'un jour l'emploi de l'Everlenta soit répandu partout pour le bien de l'humanité souffrante!

Les personnes de cabinet, toutes celles qui vivent d'une vie sédentaire, les femmes surtout, victimes de maladies propres à leur sexe, de leur genre de vie, sont précisément celles à qui nous devrions nous adresser de préférence, car ce sont elles qui sont les plus sujettes aux mauvaises digestions, à la constipation et à leurs suites funestes. Combien de fois, par l'usage de l'Everlenta, échapperaient-elles à tant d'affections qui les accablent, à tant de drogues qui pallient le mal qui bientôt doit s'exaspérer et en produire un autre bien plus nuisible, à tant d'explorations plus ou moins répugnantes, parfois malfaisantes, à tant de coups de bistouri et de cautérisations atroces dont la moderne chirurgie est si prodigue, à une vie si triste et si misérable, à une mort enfin prématurée et inévitable!

.Chez les enfants, où la mort fait tant de ravages, n'est-il pas vrai que le mauvais état de leurs viscères abdominaux entraîne la constipation, les convulsions, la diarrhée, la difficile dentition, les maladies éruptives, les paralysies, les crampes, les vers intestinaux, les péritonites, les gastrites, la gastralgie, les hépatites, la consomption tuberculeuse, les calculs urinaires et hépatiques, etc., etc.? Pourquoi donc priver ces êtres innocents, dès le début de leurs dérangements gastro-intestinaux, d'une substance qui, tout en arrêtant ces indispositions, préviendrait l'arrivée d'une ou de plusieurs de ces maladies qui feront plus tard succomber la moitié de ceux qui en sont atteints? L'emploi de l'Everlenta produit chez les adultes des bienfaits sans nombre; mais chez les enfants, nous pouvons l'assurer, cette substance, convenablement employée, sauverait la vie à la plupart de ceux qui succomberaient malgré les moyens ordinaires.

Les vieillards, dont les viscères abdominaux sont les premiers organes prêts à se déranger, ont besoin de se nourrir des aliments en rapport avec la force affaiblie dont ils jouissent. Il n'est pas difficile de combiner leur nourriture; mais la constipation, la difficile digestion, se déclarent chez eux, avec le cortège de maladies terribles qui en sont la suite obligée, et auxquelles l'âge avancé prédispose, et alors on voit échouer tous les moyens employés pour arrêter le progrès rapide de ces affections; ou ils languissent sous l'influence d'une diarrhée sans terme; ils meurent tout épuisés. Si, dans une incommodité quelconque, ils faisaient usage de l'Everlenta, ils ne tarderaient pas à se rétablir, ils éviteraient des maladies qui ne sont pas loin à venir, ils prolongeraient leur vie au-delà de ce qu'on a l'habitude de voir.

Enfin, dans les convalescences des maladies, toute précaution deviendra insuffisante, si dès les premiers jours on met à la discrétion des convalescents des aliments que leurs forces digestives ne peuvent pas encore supporter. On a tous les jours à déplorer les plus tristes conséquences de cette faute impardonnable, surtout après des maladies longues ou pénibles par leurs dégâts. L'usage de notre Everlenta rendrait les plus grands services dans ces cas. Substance la plus digestible, nourrissante sans danger, elle fortifierait le convalescent et le mettrait en peu de temps en dispo-

sition de tout digérer. Qu'on ne perde pas de la mémoire cet aver-
tissement, surtout pour l'appliquer chez les enfants, chez le vieil-
lard, chez les personnes d'une constitution délicate.

CHAPITRE VIII.

Personnes qui peuvent espérer un bon résultat de l'usage de l'Evertlenta.

Les SEULES *personnes* qui puissent s'attendre à ce que l'Evertlenta produise sur elles un effet satisfaisant, sont celles qui, *suivant le régime indiqué dans le chapitre X*, feront régulièrement
usage de cette farine à leur premier et à leur dernier repas de
chaque jour *pendant un laps de temps* plus ou moins considéra-
ble, suivant la gravité de l'affection, jusqu'à ce que les intestins
commencent à fonctionner naturellement, *sans avoir recours à
l'Evertlenta.*

Deux faits démontreront combien il importe de faire attention
à cette indication.

I. On sentira facilement cette nécessité en considérant que cette
substance est un simple aliment, et nullement un médicament.
C'est sa nature *essentiellement* alimentaire et *anti-médicinale* qui
fait qu'on ne s'aperçoit souvent de ses effets que le cinquième et
même le dixième jour après qu'on a commencé à en prendre.

Les purgatifs, par leur action prompte, font violence à l'estomac
et aux intestins, les irritent et en épuisent l'énergie. Aussi, le soulagement qu'on se procure par ce moyen n'est que passager; la
constipation redouble d'intensité, et l'on voit s'aggraver la difficulté de digérer, et les autres maladies, si nombreuses, que la
constipation fait naître et entretient.

Au contraire, l'action que l'Evertlenta exerce sur ces mêmes
organes, est *bénigne*, naturelle, graduelle et lente ; elle ne presse,
ne force, ni ne précipite la nature. De là les cures extraordinaires
qu'elle opère.

La nature de cette farine étant telle, nous insistons ici sur la
nécessité de continuer avec persévérance son emploi deux fois par
jour (en suivant les instructions que renferme le chapitre X), d'a-

bord parce qu'autrement on obtiendra rarement des résultats satisfaisants, et aussi parce que plusieurs personnes s'étant attendues à ce que l'Evertlenta produirait sur elles un effet presque aussi prompt que celui des purgatifs, avaient *à tort* renoncé à cette farine pour recourir de nouveau aux injections et aux médicaments; *moyens* qui, employés contre la constipation invétérée, toujours aggravent le mal.

C'est en suivant ces conseils que tant de personnes de toutes les classes de la société, à Paris, dans les départements et dans les nations diverses, se sont trouvées complétement guéries, après avoir employé vainement les moyens ordinaires; que tant de personnes, *après plus de vingt ans de souffrances*, nous adressent des documents qui constatent qu'elles sont délivrées, non-seulement de la constipation et des digestions laborieuses, mais encore de tant d'autres maladies. On trouvera dans le Traité précité une partie de ces documents remarquables, avec les noms et les adresses de leurs auteurs.

II. On sentira facilement la nécessité de suivre (autant que possible) les instructions que renferme le chapitre X aussitôt que l'on comprendra qu'elles ont principalement trait au RÉGIME à suivre. Mais qu'entend-on par *régime* en fait de maladie ? N'est-ce pas des règles pour éviter, d'une part, toute alimentation de nature à neutraliser le bon effet qu'on attend d'un traitement médical, et pour se soutenir, d'autre part, au moyen d'aliments qui favorisent l'effet de ce traitement? C'est ce qu'on prescrit ordinairement, selon les circonstances, dans une maladie quelconque.

Or, s'il est important de suivre un régime quand les agents dont on se sert sont des *médicaments*, il est encore plus important de le faire quand l'Evertlenta est le moyen curatif qu'on emploie. N'étant qu'un aliment, elle n'a pas la force que possèdent les médicaments : elle n'a même, pour évacuer le canal alimentaire, qu'une puissance comparativement faible. Mais plus sa force est inférieure à celle des médicaments, plus il est nécessaire d'éviter tout aliment de nature à produire un effet contraire ; et de faire usage des aliments qui tendent à produire un effet conforme à l'objet de l'Evertlenta.

CITATIONS DES PLUS CÉLÈBRES MÉDECINS DANS LES DIVERSES MALADIES CI-PRÉCITÉES.

« La *moindre perturbation* dans les fonctions digestives amène le *trouble* et le *désordre* dans toutes les autres. »

BESUCHET (2).

« Le retour de l'évacuation périodique ordinaire peut devenir irrégulier par différentes causes, qui, jointes à la faculté que possèdent les gros intestins de se laisser distendre sans qu'il survienne aucun malaise, donne fréquemment lieu à l'accumulation progressive des fèces (*matières excrémentitielles*), d'où résultent l'interruption de l'action de l'estomac et de celle des intestins, et, par la suite, des affections *très dangereuses*. »

JAMES HAMILTON (3).

« Une conséquence immédiate de la constipation, c'est de mettre obstacle aux fonctions digestives, qui ne peuvent bien se faire qu'autant que le ventre est libre : lorsqu'il est paresseux, les intestins sont toujours remplis de résidus altérés, et les aliments sont mal élaborés; ils séjournent plus longtemps dans chaque partie du tube digestif; les organes se fatiguent, les tissus s'altèrent, et des désordres de plus en plus graves surviennent. Mais le résultat le plus immédiat et le plus fâcheux de la constipation, c'est une mauvaise nutrition, et cela ne peut être autrement, tout s'opposant à la digestion. En effet, des intestins paresseux, qui sont le siège d'une plénitude continuelle, ne peuvent contenir que des fluides viciés; les fonctions de la muqueuse sont perverties; au lieu de fournir de bons fluides qui favorisent la digestion et la formation de bons éléments nutritifs, elles ne fournissent que des mucosités glaireuses qui s'opposent à toute bonne élaboration. Sous de pareilles conditions, une bonne nutrition est impossible. »

SIGNORET (4).

---

(2) *Sur la Gastrite,* p. 79.
(3) *On Purgative Medicines,* trad. de Lafisse, p. 20.
(4) *Exposition de la Médec. e Purgative,* p. 300.

« La constipation est la mère des maladies chroniques. »

KLEIN (5).

« Cet état des organes digestifs peut, je pense, développer la constitution stumeuse héréditaire, et amener la cachexie tuberculeuse (*phthisie pulmonaire*). »   TODD (6).

« De tous ces désordres des fonctions, celui qui réclame le plus notre attention, parce que ordinairement il se montre *un des premiers et donne lieu au développement des autres*, c'est le trouble des fonctions digestives. »   CLARK (7).

« De toutes les maladies, la dyspepsie (*digestion pénible*) me paraît être la source *la plus fertile* des différentes cachexies (*états morbides du corps*): car *le bon état des viscères digestifs, et l'accomplissement plein et entier de leurs fonctions*, sont indispensables à l'assimilation des aliments, et par conséquent à la *nutrition des organes*. »   CLARK (8).

« La cachexie peut aussi provenir du dérangement des diverses fonctions sécrétoires et EXCRÉTOIRES, et comme ce dérangement accompagne *le plus ordinairement* la dyspepsie (*digestion pénible*), il *augmente* encore son influence désastreuse. »   CLARK (9).

« Les causes les plus puissantes des maladies sont celles qui troublent la nutrition du corps. »   CLARK (10).

« Les maladies nerveuses dérivent le plus souvent, à mon avis, du système digestif. »   HOPKINS (11).

« On doit aux observations de pratique la conviction absolue que la moitié des maladies chroniques chez les femmes, et chez les jeunes personnes surtout, dérive de la constipation. »

LE ROY-PELGAS (12). *Comparez le n° (26).*

---

(5) *Médecin Interprète de la Nature.*
(6) Article *Indigestion* de l'*Encyclopedia of Practical Medicine.*
(7) *Traité de la Consomption pulmonaire*, chap, XII, sect. 28 ou 29.
(8) Ouvrage cité, p. 247.
(9) Idem, p. 248.
(10) Idem, p. 223.
(11) *Considérations sur les Purgatifs*, p. 9.
(12) *Médecine Curative complète*, chap. XII, sect. 28 ou 29.

« Quand les matières fécales sont évacuées *moins souvent* que l'âge de la personne ne l'exige, qu'elles sont *dures*, qu'elles n'ont plus leur *couleur* ni leur *odeur naturelles*, cela indique un dérangement de l'estomac et des intestins, et il est *à craindre* qu'il ne se déclare une maladie, *si même cela n'est pas encore arrivé;* car on ne doit pas croire que des organes d'une si haute importance dans l'économie animale, que l'estomac et les intestins, puissent être longtemps dans un état d'inaction, et la santé rester intacte. »

HAMILTON (13).

« Si nous considérons encore que les exhalations qui se font dans la cavité des intestins sont excrémentitielles, et que leurs produits étant retenus au-delà du temps convenable, subiront des changements et prendront une âcreté nuisible; si, de plus, nous examinons les rapports de sympathie que beaucoup d'organes de notre économie compliquée ont avec l'estomac et les intestins, nous reconnaîtrons nécessairement la grande influence que ceux-ci doivent avoir sur le *bien-être*, la *santé* et la VIE de l'individu. »

HAMILTON (14).

« On ne dit certainement rien de neuf en avançant que *l'embarras du canal intestinal nuit le plus souvent à la santé;* mais quand je dis que cet état accompagne et aggrave les autres symptômes de fièvres, et qu'il est *la cause prochaine de certains désordres qui surviennent chez les enfants et les jeunes gens*, je sais que j'avance des opinions en grande partie nouvelles; j'espère cependant qu'elles paraîtront également raisonnables au médecin qui aura lu ce qui suit, car j'ai reconnu que la régularité des évacuations alvines a une grande part dans la médecine prophylactique (*hygiénique*), et nous indique la nécessité de conseiller *à ceux qui veulent conserver leur santé*, ou *la rétablir quand elle est altérée*, de faire beaucoup d'attention à cette circonstance. »

HAMILTON (15).

---

(13) *On Purgative Medicines*, p. 21.
(14) Ouvrage cité, p. 22.
(15) Idem, p. 24.

« On a encore pensé qu'*une évacuation tous les jours n'était pas nécessaire*, parce que, dans beaucoup de cas, on prend peu de nourriture, et que, par conséquent, on ne doit pas compter sur des évacuations alvines régulières, qui sont d'ailleurs inutiles. Les résidus des aliments, ne pouvant servir à la nutrition, font certainement partie des matières fécales. Cependant, les sécrétions abondantes de divers organes, et l'exhalation des fluides excrémentitiels que les intestins reçoivent dans leur intérieur, constituent essentiellement une grande partie de la masse des fèces qui s'y déposent. Ainsi, tant que les fluides excrémentitiels sont fournis, que la circulation se soutient, et que les sécrétions ont lieu, il est aussi aisé de comprendre comment ces matières se forment sans le secours d'une nourriture solide, que *de reconnaître l'importance de leur évacuation journalière·* »

HAMILTON (16)·

Nota. C'est une erreur, à la fois très commune et très grave, de croire que les matières excrémentitielles proviennent seulement des aliments; elles proviennent aussi des fluides sécrétés par le foie, la rate, le pancréas et les nombreuses glandes des intestins. Ces fluides, d'après le vœu de la nature, doivent être portés au dehors, pour que la santé ne soit pas gravement compromise.

« C'est la constipation qui produit l'odeur stercorale de l'haleine et le désordre de l'estomac, qui déprave l'appétit et trouble la digestion. La nutrition ne peut alors s'accomplir d'une manière suffisante; il en résulte de la pâleur, le relâchement et la flaccidité des tissus, *le dépérissement*, la langueur, la faiblesse, *la suspension de toutes les excrétions*, des épanchements séreux, l'hydropisie et *la mort.* » HAMILTON (17).

« *La vie et la santé* ne peuvent se maintenir sans qu'il y ait continuellement *apport* de nouvelles molécules et *départ* des molécules anciennes. Sans cesse en action, *les forces vitales et les forces générales* se contrebalancent constamment, et *le degré de*

---

(16) Idem, p. 29.
(17) Idem, p. 76.

vie est proportionné au degré de supériorité des premières sur les secondes. »   DE BLAINVILLE (18).

« Si nous ne pouvons exister sans que les parties nutritives des aliments soient fréquemment assimilées à notre propre substance, *l'entretien de la santé* n'exige pas moins impérieusement que nos organes portent au dehors tout ce qui leur est étranger. Pour que l'avantage soit du côté des forces vitales dans cette espèce de lutte entre elles et les forces générales ou physiques, il faut que *celles-ci ne ralentissent aucune des fonctions* (des forces vitales) *dont la réunion constitue la vie.* Ainsi, lorsque les fèces séjournent dans les intestins au delà du temps convenable, elles agissent d'une manière fâcheuse par leur *poids* et par la *pression* qu'elles exercent sur les parois intestinales. »   LAFISSE (19).

« Si l'on réfléchit ensuite sur les qualités nuisibles que les matières excrémentitielles doivent acquérir par l'effet même du *retard* qu'éprouve leur évacuation, l'on sentira la nécessité de prévenir ce retard, ou d'en combattre les effets quand il a lieu. »

LAFISSE (20).

On conçoit combien il est essentiel que les intestins ne soient jamais troublés dans l'exercice de leurs fonctions par le *séjour* de résidus alimentaires qui, ne pouvant servir à la nutrition, doivent être considérés comme de *véritables corps étrangers.* L'état de gêne que l'accumulation de ces matières produit dans les organes digestifs (c'est-à-dire l'*estomac* et les *intestins*), et qui s'étend des uns aux autres, suspend ou diminue l'action de ces organes. L'estomac et les intestins tombent ainsi dans un état d'inertie. Mais ce n'est pas seulement l'abdomen (*ce qui comprend l'estomac, les intestins, etc*) qui présente alors des lésions de fonctions. Le retard qu'éprouvent la *circulation* et les *sécrétions dans cette partie du corps*, rend ces mêmes fonctions *trop* actives dans la *poitrine* et dans la *tête.* Les organes digestifs réagissent encore d'une manière

---

(18) *Principes d'Anatomie comparée.*
(19) Préface de la traduction de Hamilton, *On Purgative Medicines,* par Lafisse.
(20) Préface citée.

sympathique sur les *poumons* et sur le *cerveau ;* c'est ainsi qu'on peut expliquer l'*oppression* et la *céphalalgie gravative* (mal de tête) qui accompagnent si souvent une constipation opiniâtre. »

LAFISSE (21).

« Les recherches particulières que M. le docteur Broussais a faites sur les *inflammations du tube digestif*, ont eu des résultats utiles, sans doute, en inspirant aux médecins d'étudier un genre d'affections qui doit tenir une place importante dans nos cadres nosologiques ; mais des disciples ardents ont trop étendu les conséquences des travaux de leur professeur. Ils ont bien souvent attribué à la *flegmasie*, ou à ce qu'ils appellent *irritation*, des affections purement dépendantes de la *diminution* des facultés digestives et de l'*accumulation*, soit des fèces, soit des fluides abondants qui lubréfient la surface intestinale. Tel est le système d'après lequel on a prodigué les sangsues, et l'on a négligé l'usage des purgatifs, considérés comme *évacuants*. Or, ces deux circonstances, *l'inertie du canal intestinal et l'accumulation des fèces* étant beaucoup plus communes que l'état inflammatoire des organes digestifs, on a vainement combattu l'embarras intestinal par des émissions sanguines, et l'on n'a pas même tenté le moyen de guérison le plus efficace. »

LAFISSE (22).

« Il n'y a donc pas de paradoxe à dire que la moindre perturbation dans les fonctions digestives amène le trouble et le désordre dans toutes les autres ; cela est surtout rigoureusement vrai pour les viscères contenus dans la capacité de l'abdomen. »

BESUCHET (23).

« Si la digestion se fait mal, elle produit le mauvais chyle ; les sucs réparateurs ne distribuent plus le baume de vie dans toutes les parties de notre individu, et la machine ne tarde pas à se détraquer. On peut donc dire avec vérité que la digestion est la base de la santé humaine, et que souvent on se trompe en ne voyant dans l'affection d'un organe, en apparence sans connexité avec les

---

(21) *Préface citée.*
(22) Idem.
(23) *Sur la Gastrite*, p. 79.

voies digestives, qu'un fait isolé ; il m'est arrivé plus d'une fois de
répondre à des demandes de consultation pour des affections chroniques du cœur, des poumons, etc., etc., par des questions
propres à m'éclairer sur l'état des organes de la digestion, et de
découvrir par des réponses que ce que l'on prenait pour une affection *essentielle* ou *organique* de tel ou tel viscère, ne provenait que
de l'altération des fonctions digestives. »

Besuchet (24).

« La constipation, ou ventre paresseux, a pour *cause* la chaleur
des humeurs, ou la *sérosité* rassemblée sur le canal intestinal vers
sa partie inférieure ; la *fluxion* durcit ce canal et le rend *incapable*
de l'expulsion des déjections journalières. Cette chaleur produit un
effet tout naturel, c'est-à-dire celui de dessécher les matières fécales, et de les cuire souvent en forme de masse dure ; alors ce
dessèchement, cette cuisson, devient une deuxième cause de res-
serrement, et, par sa réunion à la première, la constipation s'éta-
blit. » Le Roy-Pelgas (25).

« On ne saurait trop prendre de mesures pour ne pas laisser la
constipation s'établir à *poste fixe ;* car on ne peut en attendre que
de fâcheux résultats. Il est hors de doute que les excrétions rete-
nues acquièrent, par leur principe de corruptibilité, un degré de
corruption susceptible de produire les plus funestes effets. On doit
aux observations de pratique la conviction absolue que la moitié
des maladies chroniques, chez les femmes, et chez les jeunes personnes surtout, dérive de la constipation. C'est à la suspension
habituelle des déjections qu'une partie de l'intéressante moitié de
l'espèce humaine doit les fréquents maux de tête, d'estomac, qui
l'accablent, et les écoulements qui sont si souvent suivis d'affections, etc., etc. » Le Roy-Pelgas (26).

« Qu'ils sont funestes, ces préjugés qui font accroire que la
constipation est un signe de force et de santé ! Elles ne conçoivent
pas, ces victimes de l'erreur, que la santé dont elles se croient en

---

(24) Ouvrage cité, p. 80.
(25) *Médecine Curative complète*, chap. XII, sect. 28 ou 29.
(26) Idem.

possession n'en est que le simulacre, et qu'elles ne la doivent, bonne en apparence, qu'au siège que cette humeur chaleureuse a plutôt pris sur cette partie du corps que sur une autre, et que si la *fluxion* vient à se déplacer, il se déclarera une maladie plus ou moins dangereuse, si elle ne produit tout son effet au siège primitif. Avec la constipation, on repose sur un volcan, dont l'éruption, presque infaillible, est toujours redoutable. »

Le Roy-Pelgas (27).

« Les sécrétions du corps humain se rattachent, par leur libre sortie, à la santé comme à la prolongation de l'existence humaine. »

Le Roy-Pelgas (28).

« Il est très rare que l'on ait une maladie, de quelque espèce et de quelque nature que ce soit, sans que les intestins soient de suite affectés plus ou moins gravement. Aussitôt que les intestins deviennent malades, la maladie originelle devient plus grave; la maladie originelle étant devenue plus grave, les intestins empirent, et ainsi de suite; — l'un agissant continuellement sur l'autre par une action réciproqne.

« Le dérangement des fonctions des intestins peut produire dans le système nerveux une diminution des fonctions du cerveau, même jusqu'à occasionner l'apoplexie ou l'hémiplégie (*paralysie qui n'affecte qu'une moitié du corps*), ou un état d'excitation qui cause le délire; il peut produire l'inactivité nerveuse partielle et l'insensibilité, ou l'état opposé, d'irritation et de douleur; il peut produire, dans le système musculaire, la faiblesse, les tremblements et la paralysie, ou les affections contraires de spasme ou de convulsion; il peut produire la fièvre en dérangeant l'action du système sanguin. et causer des maladies locales diverses au moyen de l'irritation nerveuse qu'il occasionne, et par la faiblesse qui est la suite d'une maladie nerveuse ou de la chylification imparfaite. Les affections de toutes les parties qui ont une continuité de surface avec les intestins, tels que l'estomac, la gorge, la bouche, les lèvres,

---

(27) Idem.
(28) Idem.

la peau, les yeux, le nez, les oreilles, peuvent aussi être causées ou augmentées par le dérangement des fonctions des intestins. »

ABERNÉTHY (29).

« Broussais a démontré que la plupart des maladies internes ont leur siège primitif dans l'irritation des membranes de l'estomac et des intestins. De là sont venues les dénominations de *gastrite* et de *gastro-entérite*, que tout le monde connait. »

LAVOLLY (30).

« La Membrane muqueuse de l'estomac et du canal intestinal, étant très exposée à l'action des causes irritantes, est beaucoup plus souvent le siège d'irritation que toute autre structure du système, et elle est, presque invariablement, dans un état de dérangement dans toutes les maladies générales. »

EBERLE (31).

« Que cette citadelle du système animal (les organes digestifs) ne fasse que languir, et les ennemis de la santé humaine attaqueront promptement la garde avancée, et feront une facile conquête du tout. »

EBERLE.

CHAPITRE IX.

Examen démonstratif des propriétés de l'Evertlenta.

1° L'Evertlenta doit être mise au premier rang parmi les aliments de facile digestion. Cette farine prise en potage soit au lait, soit au bouillon gras, est supportée par les estomacs les plus faibles aussi bien que par les estomacs délabrés par suite de l'usage trop réitéré des purgatifs. Les enfants les plus jeunes, les femmes

---

(29) *On the Constitutionnal Origin and Treatment of Local Diseases* p. 70.
(30) *Traité d'Hygiène*, p. 24.
(31) *Eberl's Treatise on the Practice of Medicine;* Philadelphia, 4th ed., vol. I, p. 35.

les plus délicates, les vieillards les plus décrépits la digèrent très-bien.

2° *Constipation.* — Les bouillies et potages à l'Evertlenta domptent en peu de jours la constipation la plus opiniâtre et rendent aux intestins la faculté de s'évacuer spontanément et naturellement, condition la plus avantageuse pour maintenir la santé.

3° L'Evertlenta est un aliment très-doux ; son usage calme promptement les douleurs d'estomac et des intestins.

4° Dans l'état même de parfaite santé, l'Evertlenta pourrait former moitié de la nourriture d'une personne sans jamais altérer ses forces ni nuire à sa santé.

5° *Dysepsie (mauvaise digestion).* — L'Evertlenta rétablit les digestions et développe l'appétit.

6° *Affaiblissement des forces physiques.* — L'Evertlenta est un aliment éminemment nutritif réparateur ; il rétablit les forces et augmente l'énergie vitale.

7° *Maladies du Foie et de la Bile.* — Les maladies du foie et de la bile sont liées à un mauvais état des organes digestifs ; par conséquent l'Evertlenta doit être très-utile dans ces cas.

8° *Hypocondrie.* — L'Evertlenta est très-efficace dans l'hypocondrie ; et cela est facile à comprendre, cet état mélancolique des malades provenant d'une perturbation de la digestion, d'une exaltation de la sensibilité nerveuse et d'une affection du foie ou de la rate ; maladies diverses qui sont guéries ou soulagées par les bouillies ou potages à l'Evertlenta.

9° *Maladies nerveuses.* — Les affections nerveuses, dans beaucoup de cas rebelles à toute espèce de remède, cessent souvent par l'emploi soutenu de l'Evertlenta ; ou, dans les cas malheureux, sont en général au moins adoucies ou palliées.

10° *Maladies urinaires.* — L'Evertlenta, par son action sur les digestions et sur les évacuations, fait disparaître un bon nombre des causes qui troublent la sécrétion urinaire et qui dénaturent les urines.

11° *Maladies diverses.* — Toutes les maladies et indispositions qui avaient été occasionnées par le dérangement des organes digestifs disparaissent en général, peu à peu, dès que l'on fait usage de l'Evertlenta.

12° *Innocuité*. — L'Evertlenta ne recèle aucune substance médicinale ; c'est une fécule d'une innocuité incontestable, qui ne contient rien qui puisse faire de mal dans aucun cas.

13° L'Evertlenta n'est autre chose qu'un produit végétal et dans lequel il n'existe aucune drogue pharmaceutique, ni cachée ni apparente ; c'est sa nature essentiellement alimentaire et anti-médicale qui la rend assimilable aux différentes maladies des voies digestives.

14° Aux personnes qui, dans la crainte d'être dupées ou de ne pas obtenir de résultats satisfaisants dans les cas des maladies citées dans cet ouvrage, nous disons donc à ces personnes de vouloir bien s'adresser à nous, et que les essais sont toujours gratis s'ils ne réalisent pas nos promesses.

15° L'Evertlenta se vend comme aliment nutritif et réparateur et non comme médicament, et tout en dehors du domaine de la pharmacie.

DÉTAILS COMMERCIAUX.

L'Evertlenta ne se délivre qu'en paquets de 4 kilogrammes (8 livres), et pour deux raisons : la première, c'est que l'Evertlenta, par sa nature essentiellement alimentaire, ne saurait opérer comme un purgatif ou autre médicament, ce n'est que le sixième ou le dixième jour que l'on en éprouve les bons effets ; la deuxième raison, est que bien des personnes qui, ayant obtenu dès les premiers jours un soulagement notable, cesseraient d'en continuer l'usage le temps voulu, ne seraient nullement hors de l'affection. La quantité et le temps généralement pour obtenir une cure radicale, est de six semaines ; le paquet de 4 kilogrammes suffit pour ce laps de temps, en prenant, comme nous l'avons dit plus haut, deux potages ou bouillies par jour, une le matin, une le soir. Le potage à l'Evertlenta du soir se prend avant le dîner, comme son potage d'habitude, et sans rien changer à ses repas plus que d'habitude, sinon éviter les liqueurs, le café noir, etc. Toutes les demandes d'Evertlenta et renseignements doivent être adressés à M. J. Ro-DIER, rue d'Argenteuil, 33, à Paris, seul entrepositaire de l'Evertlenta pour la France et l'étranger. Les paquets se vendent, pris à Paris, 12 fr. ; pour l'étranger et les départements, joindre au prix de 12 fr. la somme de 50 centimes pour l'emballage, qui est de rigueur pour que l'Evertlenta ne se déterriore pas en route Envoyer le prix en un bon sur la poste ou sur une maison de Paris, ou demander contre remboursement par les messageries.

ATTESTATIONS DE GUÉRISONS.

Nous pourrions donner ici un millier d'attestations de guérisons de médecins, de personnes notables, mais, pour éviter les frais d'impression, nous nous bornons à celles qui suivent :

A M. J. Rodier, rue d'Argenteuil, 33, à Paris.

Monsieur, je viens de recevoir le deuxième paquet d'Evertlenta que vous m'envoyez ; si j'en éprouve d'aussi bons effets que du premier, je n'en cesserai pas de sitôt l'usage.

« Recevez, etc.   PASPIN,

« Ancien colonel d'artillerie.

Tours, le 5 août 1850.

A M. J. Rodier, rue d'Argenteuil 33, à Paris.

« Monsieur, je vous envoie, par la présente, un bon sur la poste de 24 fr. 75 c., avec prière de m'expédier deux paquets d'Evertlenta. Le paquet que je viens de finir m'a produit de si bons effets, que je suis décidé à en faire usage longtemps Depuis sept ans, je souffrais horriblement d'une constipation opiniâtre, que j'ai toujours attribuée à mon emploi sédentaire ; je n'obtenais de selles que rarement ; les lavements et les purgatifs n'avaient plus d'action sur mon état ; mon appétit totalement éteint. Comme j'ai eu l'honneur de vous le dire dans ma précédente, j'ai commencé l'usage de votre délicieuse farine le 16 novembre; jusqu'au cinquième jour que j'en fis usage, je n'en éprouvai aucun effet; mais au bout du sixième jour, mes digestions se firent si bien et les selles si régulières, que je fus réellement enchanté d'un si bon succès. Veuillez, monsieur, ne pas mettre de retard à cet envoi, car j'en manquerai ces jours-ci.

» Recevez, monsieur, etc.　　　　　　　MORIZE,

» Ancien professeur au collége de Tours. »

Tours, 2 janvier 1850.

A M. J. Rodier, à Paris.

Fécamp, le 20 janvier 1850.

« Monsieur, j'ai consommé le paquet d'Evertlenta que vous m'avez envoyé : je m'en suis admirablement trouvé; j'ai maintenant un appétit comme à dix-sept ans; mes douleurs d'estomac sont disparues, mais je n'ai pas encore envie de cesser l'usage de votre délieuse fécule. Je vous envoie ci-joint un mandat de 12 fr. 50 c., prix d'un paquet et de la caisse d'emballage.

» E. BUISSON,

» Propriétaire, rue du Pas-de-Calais, à Fécamp (Seine-Infér.)

A M. J. Rodier, rue d'Argenteuil, 33, à Paris.

« Monsieur, une de mes amies se trouvant très-bien de l'usage de l'Evertlenta pour une affection d'estomac, m'engagea à en faire venir un paquet, ce que je fis vers la fin de mars. J'étais dans un état de débilité complète des suites d'une couche ; tous les médicaments m'avaient plutôt empirée que soulagée; je fis donc usage de votre Evertlenta, en me conformant strictement aux instructions que j'ai trouvées dans le paquet. Jusqu'au dixième jour, je n'en éprouvai aucun effet; mais, comme je trouvai cette bouillie assez de mon goût, je persévérai, et je m'en trouve si bien, que, dans la crainte d'en manquer, veuillez m'en envoyer deux paquets contre remboursement par les messageries Laffitte, adressés à Mme de Savigny, au château de Noiron, à Noiron (Creuse).

Paris, rue Montmorency, 4, le 8 mai 1849.

« J'ai analysé l'Evertlenta que vend M. J. Rodier, rue d'Argenteuil, 33, je l'ai prescrit à un grand nombre de malades, et j'en ai obtenu de très-bons effets. C'est un aliment très-recommandable à toutes les personnes atteintes d'affections internes, et principalement des diverses maladies des voies digestives.

« BERRIER, docteur-médecin. »

« Depuis quelque temps je fais prendre de l'Evertlenta de M. J. Rodier dans les diverses maladies des voies digestives à beaucoup de mes malades : j'en ai réellement reconnu des effets surprenants.   Docteur LAFONE,

« Rue de l'Oratoire-du-Louvre, 21, à Paris. »

Pour éviter les contrefaçons, il est essentiel de faire attention que chaque paquet porte le nom et l'adresse de M. RODIER, rue d'Argenteuil, 33, à Paris, et le paquet cacheté au moyen du cachet ci-contre, donnant l'impression en creux et non en relief comme d'habitude.

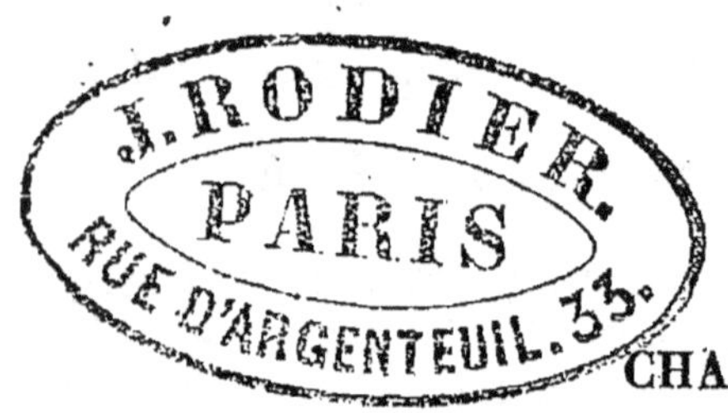

Seul entrepositaire de l'Evertlenta pour la France et l'étranger.

CHAPITRE X.

Emploi de l'Evertlenta.

1° *Evertlenta au lait pur.* — La dose ordinaire est de 2 onces (60 grammes) pour un demi-litre de lait. On délaye l'Evertlenta à froid, en versant petit à petit, et bien remuer jusqu'à ce qu'il n'y ait plus un seul grumeau ; on met ensuite l'Evertlenta sur le feu, en ayant soin de remuer jusqu'à ce qu'elle commence à bouillir ; en la retirant du feu, après l'avoir laissé bouillir sept à huit minutes, on y ajoute 30 grammes environ de beurre frais ; mais il faut avoir soin, dès lors que l'on prépare l'Evertlenta, avant de la mettre sur le feu, d'y ajouter du sel ou du sucre, suivant le goût de la personne.

2° L'Evertlenta bien préparée au lait a une couleur jaune pâle, et ne doit pas contenir le moindre grumeau. Nous faisons cette observation afin que, si l'on se servait à table de l'Evertlenta qui contint des grumeaux, on s'en prît à la personne qui n'aurait pas mis assez de soin pour la préparer.

3° On peut à son gré se passer du beurre, et de même remplacer le sucre par du sel.

4° *Evertlenta au bouillon gras.* — Les proportions sont les mêmes pour l'Evertlenta et le liquide au paragraphe premier. Cependant, il n'y aurait pas le moindre inconvénient que la personne qui ferait usage de l'Evertlenta compensât ses bouillies et potages à son appétit.

5° Toutes les personnes qui feront usage d'Evertlenta pourront adopter plusieurs manières pour la prendre, comme on pourra adopter la seule manière de la prendre, soit au lait ou au bouillon gras, et même avec de l'eau pure et du beurre frais.

N. B. — Les personnes qui auraient besoin d'autres renseignements pour les diverses maladies, sont prévenues qu'en s'adressant à M. J. RODIER, tous ces renseignements seront donnés par M. le docteur Wilson, et toujours gratis.

IMPRIMERIE DE APPERT FILS ET VAVASSEUR, PASS. DU CAIRE, 54.

64

TYPOGRAPHIE DE APPERT FILS ET VAVASSEUR,
PASSAGE DU CAIRE, 54.